Como conseguir um Pack 6

rapidamente

No. 1 guia sobre como obter seis Pack Abs

Autor: Arnold Yates

Limite de responsabilidade/Disclaimer/aviso de isenção de garantia: enquanto o autor ter usado os seus melhores esforços na preparação deste livro, eles fazem não representações ou garantias quanto à exatidão ou completude do conteúdo deste livro e especificamente se isentam de quaisquer garantias implícitas de comerciabilidade ou adequação a uma finalidade específica. Os conselhos e estratégias podem não ser apropriadas para sua situação; Você deve consultar com um médico ou um profissional, se for caso disso. O autor não será responsável por quaisquer financeiros perdidos ou qualquer outro comercial, incluindo mas não limitado a, especiais, INCIDENTAIS, CONSEQUENCIAIS ou outros danos.

Wait! Before you continue....
Would you like to like to have
access to <u>FREE KINDLE
BOOKS</u>?

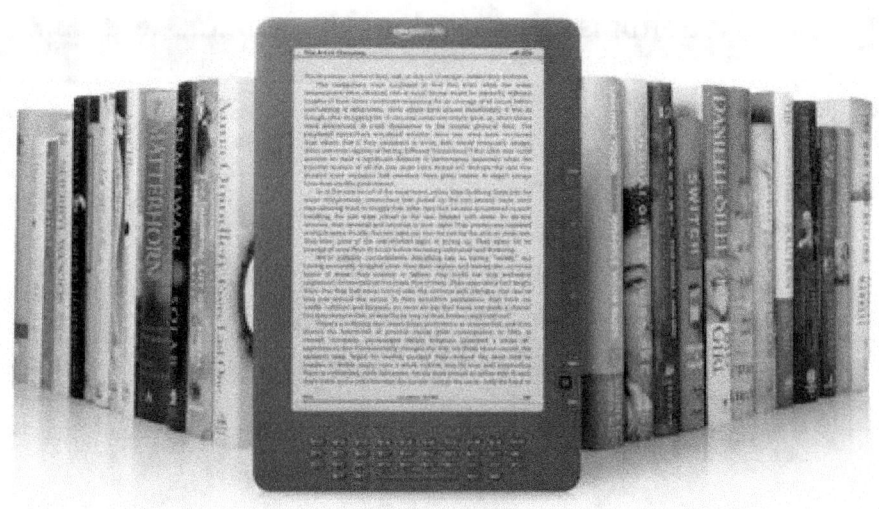

If you answered **YES** then

<u>CLICK HERE</u>

There is a <u>FREE BONUS</u> at the
end of the book!

Contents

Introdução 5

6 Pack 101 – Compreender os Músculos que compõem o 'Pacote' 7

    Abdominis do músculo reto 7

    Oblíquos externos...8

    Oblíquos internos 9

    Transverso abdominal 9

Dicas de Treinamento 11

    Diferença entre eficaz e não eficazes Cardio............11

    Exercícios de treino vs isolamento cadeia cinética....15

    Exercício de criatividade para permanecem cabe ao longo...18

    Permaneça consistente e criativo ao mesmo tempo 22

    Como obter o corpo perfeito e difícil......................23

    Dumbbell exercícios para um corpo rasgado 29

Introdução

Então, você decidiu-se finalmente se livrar de todas essa flacidez e fazer aqueles abs sair do esconderijo. Mesmo que você já tenha se livrado de flab, persuadindo os músculos abdominais para exibir-se não é uma tarefa fácil. Você pode já ter descoberto este fato das triturações inútil que está fazendo todos os dias.

Tudo que você precisa é o Conselho certo para levá-los a exibir-se em toda a sua glória. Apenas pense! Apenas seguindo algumas dicas simples exercício, um plano de dieta gostoso e evitar alguns erros (que você pode provavelmente ser agora) podem permitir que você pegar um corpo do assassino que ninguém estaria com ciúme de.

Você vê, há este regime mais do que apenas comendo o certo tipo de comida ou exercitar seu corpo ao pó. Se você sabe os fatores exatos que podem lhe dar imensos resultados em poucos dias, consegue um corpo do assassino em nenhuma hora em tudo. Além disso, você não precisa forçar-se a comprometer-se a qualquer um desses regimes também. Eles são tão fáceis de fazer e tão agradável que você na verdade iria antecipá-los fazendo cada dia.

Isso não é só diversão e jogos. Isto também significa que você deve saber o que você deve evitar e a diferença entre escolhas saudáveis e aparentemente saudáveis. Você também deve estar ciente da musculatura, que você decide o Tom, para que você pode evitar de cometer um erro doloroso ao exercitar seu abdômen.

6 Pack 101 – Compreender os Músculos que compõem o 'Pacote'

Você sabia que você já tem um pacote 6 escondido sob toda aquela carne? -Todos lá sob toda aquela gordura da barriga. Além do impulso de imagem óbvio que você pode obter se você conseguir se livrar de toda aquela gordura, você pode também estar se guardando de contrair doenças fatais. Na verdade, de acordo com o New England Journal of Medicine, a gordura abdominal realmente duplica o risco de doenças de alto risco ocorra.

No entanto, antes de se dirigir ao ginásio, dê uma olhada os músculos reais que compõem o pack 6 infame:

Abdominis do músculo reto

Esta é talvez o um músculo que você precisará de atenção especial para. É bastante longo, estende-se desde sua caixa torácica até a pélvis. Você usar esse músculo sempre que você precisa trazer sua pélvis até sua caixa torácica ou o contrário. Além disso, mesmo que às vezes é referido como um pacote de 6 ou 8, é apenas um músculo que é segmentado através de tendões (dos quais três são horizontais, enquanto a última é vertical) para permitir que você suba a partir uma posição prona ou exercer facilmente. Sim, estes são os músculos que a maioria das pessoas chamam carinhosamente o pack 6, mesmo que a seguir também compõem essa estrutura:

Oblíquos externos

Este músculo é responsável por facilitar o movimento para os lados do corpo humano. Então, toda vez que você balança uma raquete, um morcego ou um soco algo (ou alguém), você tem este músculo para agradecer. Eles compõem a ambos os lados de seu abs e correr para os lados de suas costelas para o osso ilíaco, o que permite que você gire seu tronco também. Manter esse músculo se encaixa é a chave para um corpo tonificado e meio sólido.

Oblíquos internos

Estes músculos começam de sua pélvis e ir até o fim de suas costelas. Localizado bem debaixo do seus oblíquos externos, eles são perpendicularmente a eles fim de proteger a sua coluna de lesões. Em outras palavras, estes atuam como absorventes de choque, poupando-lhe de uma lesão, se acontecer de você torcer demais ou cair ao fazê-lo. Além disso, acontecem também facilitar a cima e para baixo movimento do diafragma como você respira. Você provavelmente pode adivinhar por que manter esse músculo se encaixam vai valer a pena.

Transverso abdominal

Este é o principal músculo que alimenta todos os outros. Situado sob o músculo reto abdominal estabiliza seu estômago junto com a sua pélvis e região lombar. Encare como um cinto de lastro natural que protege a sua coluna vertebral e órgãos ao mesmo tempo e proporciona o equilíbrio do corpo. Exercitar este músculo irá permitir que você faça exercícios mais extenuantes com facilidade e perder mais peso durante esse 6 pacote de treinamento..

Dicas de Treinamento

Agora, você não pode querer perder toda aquela gordura e começar na persuasão os abs sem um regime de treino adequado. No entanto, você não vai acreditar os erros comuns que as pessoas fazem e que são pequenos o suficiente para ignorar mas grande o suficiente para afetar o seu regime de treino de forma negativa. Alguns erros podem esculpir sua saúde com você sendo nenhum o mais sábio! A seguir estão algumas dicas de treinamento que podem ajudar a mantém foco no seu objetivo de 6 pacote ferro:

Diferença entre eficaz e não eficazes Cardio

Muitos gurus de aptidão e médicos em geral acreditam que pessoas que sofrem de doença cardíaca ou obesidade devem adotar luz treinamento aeróbio (comumente conhecido como cardio) em seu regime de exercício diário. Mais frequentemente do que não o treino é composto por 30 a 60 minutos de cardio pelo menos 3 a 5 vezes em uma semana para regular seu batimento cardíaco. No entanto, isto não é 'cardio' em tudo mas um chato e inútil 'exercício' que não o beneficiará a longo prazo de todo.

Você vê, de acordo com recentes evidências médicas, regimes de cardio como este um acabam fazendo mais mal do que bem se são mantidos. Você precisa manter em mente que o corpo humano é feito para suportar pequenas rajadas de exaustão de cada vez, não hardcore exercícios que deixam você passou antes de fazerem qualquer bom! Em outras palavras, você precisa adotar um método de treino de 'stop-and-go' em vez de um ritmo constante que literalmente deixa você sem fôlego e incapaz de funcionar para a maioria do dia. Basta dar uma olhada do reino animal. Já viu eles exercem-se excessivamente muito enquanto caça sua presa? Até o rei da selva caça de forma organizada, a fim de economizar energia e manter a força ele vai precisar enquanto estiver a tomar um grande animal. Você também precisará adotar esse período de recuperação em seu próprio regime de treino para que você obtenha que 6 embalar como pequena quantidade de tempo possível.

Outra coisa que você tem que manter em mente é a deterioração física que podem ocorrer se você manter-se que o treinamento excessivo cardio alguns dos quais são:

> ➢ a perder músculo (é verdade).
> ➢ Composição conjunta.
> ➢ Órgão ou danos podem levar a condições crônicas.

Eficaz ou um regime variável cardio por outro lado, pode muito mais do que melhorar a sua imagem física. Ele pode:

> ✓ Aumente anti-oxidantes no corpo.

✓ Geração de óxido nítrico melhoria, que por sua vez pode melhorar o sistema cardiovascular.

✓ Aumente as taxas metabólicas que podem facilitar a perda de gordura.

Além disso, um cardio constante também treina o coração para suportar o stress em uma frequência específica enquanto eficaz cardio variável treina para responder favoravelmente a qualquer tipo e quantidade de stress, tornando-se mais forte ao redor. Ele também torna resistente o suficiente para lidar com quase qualquer tipo de estresse físico, que você pode jogar com ele no longo prazo. Desta forma, não só você será capaz de obter o corpo dos seus sonhos, mas você estará livre de problemas de pressão arterial e outros males físicos.

Exercícios de treino vs isolamento cadeia cinética

Muitas pessoas tendem a pensar muito em vez de forma inteligente quando se trata de adoptar um regime de exercício que trabalha. Como mencionado, a maioria acredita que trabalhar seus membros ao osso pode obtê-los que desejado 6, chega muito mais rápido, quando o oposto é verdadeiro. Pior ainda, alguns acreditam que isolar um músculo para um treino irá ajudá-los a este respeito. Nada pode estar mais longe da verdade. Por que em nome de Deus que quer fazer isso? Em primeiro lugar, o corpo não pode funcionar corretamente se você adotar este método. Isso é porque sua musculatura é um sistema coeso, em que cada ligamento trabalha para apoiar ou reforçar os que se juntaram a ele e vice-versa. Isto é por esforços físicos que incorporam todo o ou a maioria da musculatura são mais eficazes em comparação com exercícios de isolamento. Isto também é porque você nunca pode conseguir isolamento muscular durante o treino de abs; tentando fazê-lo só vai levar a partes do corpo não correspondem ao invés de uma unidade funcional. Em vez disso que são mais propensos a sofrer de doenças o seguintes se insistes em seus membros, relativa à normalização no:

> Dores articulares e dores.

> Tendinite.

> De gordura corporal mais do que o normal.

Já viu os atletas com corpos deformados? Isso é porque seus treinadores que prefiro rasgar suas licenças oficiais do que fazê-los passar por um exercício de isolamento. Os corpos rasgados que eles esporte falam por si. Certifique-se que os atletas sob seus cuidados com a adopção de um regime de movimento complexo multi-articulares que pode queimar calorias e exercitar cada músculo do seu corpo.

Não só você será capaz de obter esses 6 pack abs, rapidamente, através da adopção de um regime de treino cinético (ou multi muscular), mas você será capaz de lançar o excesso de gordura corporal mais rapidamente, aumentar as chances de atividade hormonal e aumentar o seu metabolismo ao mesmo tempo.

No entanto, isso não significa que você deve adotar um regime coerente ambulante para queimar a gordura da barriga. Rápida (mas curtas) movimentando-se rotinas juntamente com pequenos exercícios entre podem ajudá-lo a queimar quase 250 calorias por dia e te carregado como essas gorduras se utilizados por seu corpo de trabalho duro para dar-lhe a energia para torná-lo através de cada dia.

Exercício de criatividade para permanecem cabe ao longo

Vai chegar uma hora durante sua jornada de 6 pack quando você enfrentará obstáculos frustrantes na forma de esforços infrutíferos e flacidez que apenas se recusa a desaparecer. Um minuto você se encontra no topo do mundo, pesos, fazendo cardio suave e outros exercícios com resultados fantásticos e no próximo que você encontra-se fraco deu uma joelhada, sem fôlego e excessivamente cansados como os dias passam. Você mesmo pode descobrir que você ganhou alguns dos quilos que você perdeu!

Não precisa se preocupar. Isso acontece com praticamente todos os newbie cardio cruzador. A razão para sua ocorrência é simples. Se você seguir o mesmo treino chato dia após dia em vez de introduzir algumas variáveis para torná-lo mais criativo e por sua vez, eficaz, ficar o maço 6 continuará a ser um sonho.

No entanto, não tente ser criativo desde o ir. Você precisa fazer seu corpo acostumado a um regime definido primeiro antes de obter criativo com ele, caso contrário você pode começar a derrubar muito cedo. Uma boa maneira de fazer isso é exercer de acordo com um conjunto específico e regime de rep (ou repetição) juntamente com pausas no meio. Se por exemplo você atualmente está exercitando com halteres, você pode dividir o treino em conjuntos de 5 exercícios com 8 repetições para cada um, juntamente com uma pausa de um minuto. Repita este ciclo por 6 a 8 semanas para ter seu corpo usado para tal esforço e para torná-lo apto para suportar mais tributação treinamento antes de introduzir qualquer alteração para ele. Se você alterar o regime muito cedo, você vai arriscar aproveitando ou cansativo muito cedo. Estimulando-o para um determinado período de tempo permitirá que seus músculos se acostumar com uma certa quantidade de estresse, fortalecendo-os para a longa jornada para o cobiçado pack 6. Desta forma, seu corpo também terá algo para ancorar seu progresso para que ele não desiste de você como você começar a fazer exercícios mais graves.

Após cerca de 6 a 8 semanas, você vai encontrar-se capaz de suportar esse treino que parecia tão cansativo quando começaste nele. No entanto, seu progresso vai atrasar um pouco neste momento também, e que é também seu corpo dizendo que precisa de uma mudança.

Para apimentar o treino após este período de tempo, você pode alterar o tipo de exercício que você está fazendo. Por exemplo você pode mudar seus exercícios de haltere com máquina com base em levantamento de peso, incorporar os pesos pesados ou alterar o ritmo do seu treino por:

- ✓ Execute 6 conjuntos juntamente com 6 repetições e uma esteira correr durante 3 minutos entre cada série.

- ✓ Levantar mais pesos, você pode manipular (sem necessidade de ferir-se adicionando mais) executar 8 conjuntos com 1 representante por 30 segundos.
- ✓ Use dois dumbbells and 1 conjunto composto de 50 repetições.
- ✓ Tente um treino de corpo inteiro como prensas de barra ou halteres agachamentos por meia hora ou 20 minutos em um trecho.
- ✓ Para realmente fazer o sangue circular, fazer um treino de corpo inteiro como pull-ups, flexões, barras, lunges, executando o subir e descer escadas, pular corda etc.
- ✓ Se você está realmente aventureiro (e fisicamente apto), então você pode tentar uma dúzia diferentes exercícios sem fazer uma pausa em tudo.
- ✓ Para manter o seu alerta de corpo, 'confunda' por acelerar o seu regime de treino habitual um dia e diminuir consideravelmente o

próximo. Desta forma, seu corpo não vai crescer frouxo com repetição.

Basta ser criativo e fazer tudo o que vem à mente para mudar seu método de treino. Você definitivamente irá obter resultados dessa forma e se divertir ao fazê-lo também.

Permaneça consistente e criativo ao mesmo tempo

O regime acima referido pode parecer difícil no começo, mas uma vez que você entrar a rotina das coisas, você vai ser triturando, levantamento, correndo e fazendo outras abs exercícios do edifício como um profissional em nenhum momento! No entanto, não se muito criativo com seu regime. Você terminará acima em todo lugar e pode mesmo jogar fora seu fluxo de treino se você fazer isso.

A melhor maneira para garantir um regime de treino fácil e relaxante e permanecem tão consistente quanto possível sem abrir mão das variáveis, é manter um determinado ciclo, mas melhorá-lo dentro de um período de tempo específico (como 4 a 8 semanas, desde que seu corpo vai começar a abrandar após este intervalo) sob a forma de exercício variáveis. Brincar com a ordem dos exercícios, o número e frequência de séries e repetições, tipos de exercícios, número de métodos de treino, intervalos entre períodos de repouso, a velocidade de cada conjunto, etc.

Como obter o corpo perfeito e difícil

Basicamente, todo mundo sabe que fazer agachamento e elevadores de mortos são os exercícios de corpo rígido mais populares lá fora. Isso é porque com suas forças combinadas, elas facilitam o ganho muscular e perda de gordura devido ao grande número de músculos necessários para realizá-las. Além disso, eles também incentivam excreções de hormônio no organismo (como o hormônio do crescimento, testosterona, etc). Também foi descoberto que ocupas contribuam para o desenvolvimento de parte superior do corpo juntamente com a parte inferior mesmo que normalmente não usam os músculos superiores. Esta é, também, por que esses dois são considerados para ser um regime de treino completo, perfeito para exercícios atléticos e regulares e perfeitas alternativas aos regimes de cardio chato.

Como fazer agachamento

✓ Agache-se apenas o suficiente para fazer suas coxas paralelas ao chão (não vai funcionar se você enganar, uma vez que os músculos não sentirá qualquer qualquer tipo de esforço). Agachamento até onde você começa a sentir algum desconforto em suas coxas e pode sentir cada músculo neles. Isso vai fortalecer as pernas e volta.

✓ Fazer isto bem, afaste as nádegas, em linha reta e não tente alongar seus joelhos passou os dedos dos pés.

✓ Os melhores agachamentos são aqueles em que as costas não não permitida ao arco. Para fazer isso facilmente, certifique-se de sua cabeça é como dobrar para baixo e seu abdômen é apertado durante todo o treino. Isso também irá ajudar você tonificar os seus abdominais.

✓ Certifique-se de seus pés estão separados e os dedos são estendidos um pouco.

Uma das maneiras que você pode garantir que estás a fazer agachamento corretamente é se levantar de uma cadeira. Primeiro, se apossar de uma cadeira, sente-se nele e em seguida, tentar levantar-se sem inclinar-se para a frente com suas nádegas para fora e com as costas retas. Se você não precisa inclinar-se para se levantar, isso significa que você está fazendo agachamentos adequados.

Mestre o agachamento fazendo 3 define com 12 repetições, enquanto que leva para que se levante sem inclinado para a frente. Uma vez que você conseguiu isso, tente adicionar um pouco de peso para este exercício, exercitando-se em um rack de agachamento. Defina a barra abaixo do nível do ombro e as barras de segurança tão baixo como necessário para suportar a barra com seu ombro. Agora, vá na barra e com as palmas viradas para a frente agarrá-lo usando um grande aperto. Se o peso faz seu lugar desconfortável, ombros um bar pad neles e coloque o peso sobre a parte superior das costas.

A posição correta seria:

- ✓ Para trás.
- ✓ Cotovelos alto
- ✓ abs apertado.
- ✓ no peito para fora e para cima.

Agachamento pode ser feito usando um número de livre suprimentos ponderados como halteres, halteres, chaleira bells, sacos de areia etc.

No entanto, existem alguns treinadores que acreditam que fazer agachamento usando um derrotas máquina todo o propósito do exercício. Se você concorda com eles, então você pode exercitar usando agachamento volta em que o peso repousa sobre os músculos trapézio, localizados na parte superior das costas. Outro agachamento que você pode tentar é a sobrecarga e o agachamento frontal, que incorporam um barbell colocado na frente da cabeça e em uma aderência de arrebatar na cabeça, respectivamente.

No entanto, usando todos os três agachamentos durante seus jogos e reps pode ajudar você conseguir essa variável altamente eficaz exercício treino.

Como fazer agachamento frontal

Este é um exercício popular desde que permite que os músculos abdominais crescer de forma estável em comparação a traseiras agachamentos.

Isso tonifica o corpo mais baixo, mas também pode fortalecer seus músculos e impedi-lo de cair de costas, enquanto você estiver fazendo os agachamentos.

Você também pode ter dificuldade de colocação naquele bar em seus ombros. Pode fazê-lo de duas maneiras. O primeiro método você passo sob a barra e cruze os braços ao colocar a barra no espaço criado pelo músculo perto do osso em seu ombro. Certifique-se que os cotovelos são elevados e equivalente ao piso.

Para certificar-se de que o bar não escorregar, use o polegar para pressionar a barra para apoiá-lo. Você também pode segurar usando a palma das mãos com a barra sob seus ombros suportados pelos seus dedos. Seus cotovelos e a parte superior do braço deve permanecer alta e paralela ao solo durante ambos destes exercícios. Você vai correr o risco do peso possivelmente caindo em seus pés, caso contrário.

Inicie o agachamento sentar-se com o peso que está focado em seus calcanhares, ao invés das bolas dos seus pés, para que os joelhos não sentem o peso da força e para fortalecer suas articulações.

Para garantir que permaneça livre de lesões e se acostumar com o exercício, frente de prática agachamento usando apenas a barra ou um peso mais leve. Seu abs vai receber um treino mais completo com este exercício em comparação com agachamentos traseiros.

Dumbbell exercícios para um corpo rasgado

Há muitos anos, atléticos treinadores e técnicos de condicionamento começaram a procurar métodos de treino que poderiam Tom seus atletas sem forçá-los a gastar muito tempo malhando. Isso é quando eles vieram com a rotina 'complexa' que utiliza uma barra ou um conjunto de halteres que um atleta pode usar para executar uma série de exercícios diferentes em um conjunto. Em outras palavras, eles perceberam que aumentar os pesos por exercícios aumentou as chances de um treino excelente e muito eficaz dentro de um curto espaço de tempo.

No entanto, o que os torna muito cansativo e 'complexo' é a falta de pausas no meio. Assim que você terminar um exercício, você poderia ser criação para o outro sem pausa. Você precisa conhecer suas próprias limitações antes de tentar esta sequência se você não quer se machucar.

Não pode continuar fazendo o mesmo treino dia após dia se você quer resultados rápidos. Para apimentar, introduza estes 'complexos' em seu regime. Estas são diferentes do padrão de moda e representantes desde que, em vez de repetir essa sequência, você executar um representante de cada treino em um conjunto, um após o outro para fazer um jogo variável. Em outras palavras, você estará realizando exercícios diferentes em sequência para aliviar seu tédio e trabalhar cada músculo em seu corpo ao máximo.

É por isso que é muito diferente do treinamento em circuito. Não só faz sua musculatura exercer-se ao máximo, mas então em um muito curto alcance é de vez. Prepare-se recuperar o fôlego como você faz essa sequência após desenvolvê-la duas vezes ou três vezes em uma fileira e sentir o frio na barriga agradável correndo pelo seu corpo como você terminar (que é um sinal de um bom treino, a propósito).

Então, para resumir, um exercício complexo de peso pode:

- ✓ Melhorar a sua capacidade e frequência cardíaca.
- ✓ Fortalecer seus músculos.

✓ Queimar grandes quantidades de calorias.

✓ Salvar uma quantidade imensa de tempo (até 5 rodadas leva apenas 10 ou 15 minutos para completar).

View books from

<u>ARNOLD YATES</u>

<u>1-Bodybuilding: How to Easily Build Muscles and Keep Mass Permanently:10X your Results and Build the Physique That You Want.</u>

<u>2-Calisthenics: Complete Guide for Bodyweight Exercise, Build your Dream Body in 30 Minutes</u>

<u>3- Atkins Diet- Lose weight and feel great with tips and recipes.</u>

<u>4- High blood pressure solutions: 40- super foods that will naturally lower your blood pressure</u>

BOOKS

Ketogenic Diet: Cookbook with recipes for fat burn and permanent weight loss

Meditation for beginners (available in different languages)

Beginners guide to essential oils (Available in different languages)

Extreme Belly fat loss (available in different languages)

Reverse diabetes (available in different languages)

Author: alexander Grey

Author: Arnold yates

Dr Mike Drew

Just to say "Thank You" for buying this book.

I want to give you " 6 Principles to 6 pack abs" valued at $19.99.

YOURS FOR FREE

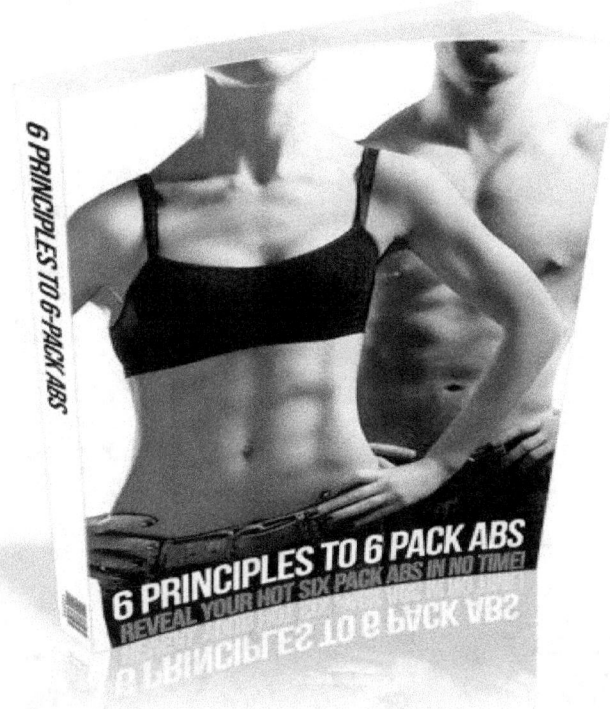

CLICK HERE

www.ingramcontent.com/pod-product-compliance
Lightning Source LLC
Chambersburg PA
CBHW071318280526
45788CB00004B/1934